RECHERCHES ET RÉFLEXIONS

SUR LES

IMPERFORATIONS DE L'ANUS.

RECHERCHES
ET RÉFLEXIONS

SUR LES

IMPERFORATIONS DE L'ANUS;

LUES A LA SECTION DE MÉDECINE DE NANTES,

PAR J.-B.-E. PRIOU,

Docteur en Médecine de la Faculté de Paris; Membre correspondant de la Société de Médecine, Chirurgie et Pharmacie du département de l'Eure; de la Société des Sciences Médicales de Metz; Associé national de la Société de Médecine de Paris; Membre correspondant de la Société Royale de Médecine de Bordeaux; de la Société Linnéenne de Paris; Membre résidant de la Société Académique du département de la Loire-Inférieure; Membre du Comité Central de Vaccine; Chirurgien-Major des Pompiers de la Ville de Nantes.

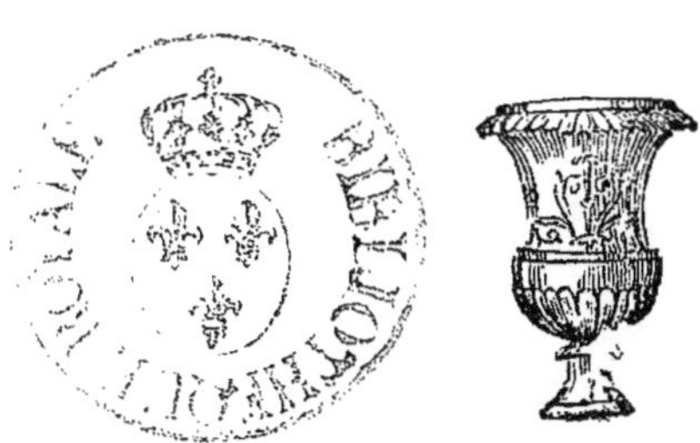

A NANTES,

DE L'IMPRIMERIE DE MELLINET-MALASSIS.

1825.

A Monsieur Darbefeuille,

Licencié-ès-Sciences, Docteur en Médecine, Chirurgien en chef de l'Hôtel-Dieu, Membre de plusieurs Sociétés savantes, Président de la Section de Médecine de la Société Académique du département de la Loire-Inférieure, etc.

Votre suffrage éclairé m'a déterminé à publier ce faible écrit. Daignez en accepter, avec bonté, l'hommage, et croire que mon seul regret est de ne pas vous dédier un ouvrage qui soit plus digne de vous.

Votre très-humble serviteur et ancien élève reconnaissant,

Priou.

J'ai tâché, dans cet opuscule, et en interrogeant les faits, devant lesquels toutes les théories doivent se taire, de faire connaître l'état actuel de la science sur les imperforations de l'anus. Je désire avoir réussi, je désire surtout mettre à même ceux qui ne posséderaient pas une bibliothèque nombreuse, de savoir tout ce qui a été dit de plus important sur cette fâcheuse maladie et qu'il n'est permis à aucun médecin jaloux d'instruction d'ignorer.

RECHERCHES ET RÉFLEXIONS

IMPERFORATIONS DE L'ANUS.

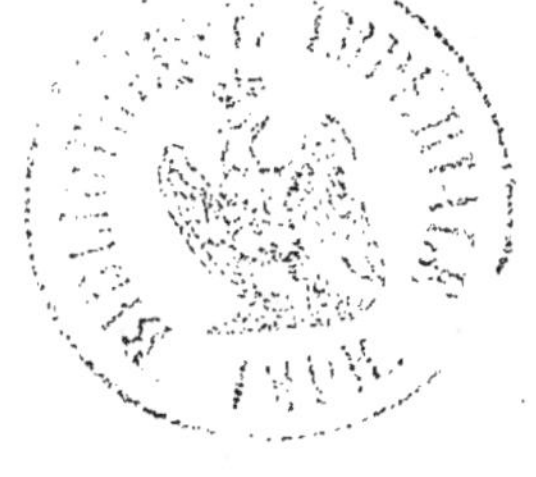

> La chirurgie est, dans son exercice comme dans son étude, inséparable de la médecine.
>
> RICHERAND.

Dans le cas d'imperforation de l'anus, rétablir la continuité du canal intestinal, pour donner issue au méconium et arracher le nouveau né à une mort certaine : voilà l'indication ; mais aucunes règles ne peuvent être rigoureusement établies pour tous les cas, et elles seront, le plus souvent, subordonnées à des circonstances qu'on ne pourra prévoir.

Les auteurs, sans doute, dans l'espérance de guider avec plus d'avantage le praticien sur le meilleur procédé opératoire à mettre en usage dans l'imperforation de l'anus, en ont admis jusqu'à huit espèces (1).

1.º L'anus peut être simplement bouché par une membrane, comme l'ont observé Zacutus Luzitanus, Morgagni, Rhoonhuys, Desault, Filleau, etc. (2).

2.º Il peut exister, dans le lieu naturel, une ouverture, mais tellement étroite, qu'elle ne donne issue

---

(1) Dictionnaire des Sc. Médicales, t. xxiv, p. 121.
(2) Recueil périod. de la Soc. de Santé de Paris, t. ij, p. 101.

qu'aux matières les plus liquides. Scultet (1), Rhoon-huys (2), Ssherhwin (3), Ruysch, Bonnet, Morgagni et Broussonnet père , cité par Dumas (4) , nous ont transmis des faits de cette nature.

3.º L'anus peut être libre et conformé comme dans l'état naturel ; mais, à une certaine hauteur, le canal être fermé par une membrane. J. L. Petit (5) et Engerran qu'il cite, Bicome (6), Underwood (7), ont recueilli des observations qui le prouvent.

4.º Il peut n'y avoir aucune apparence d'anus, la peau étant partout continue ; et, dans ce cas, se ter-miner à une certaine hauteur par un cul-de-sac qui retient le méconium. Saviard (8) , Petit (9) , Cer-venon (10), Filleau (11) , en citent des exemples. C'est à cette espèce d'imperforation qu'on doit rapporter le cas de M. Lafond (12).

5.º Le rectum rétréci et dévié de sa position natu-relle peut s'ouvrir dans la vessie. Cette disposition a été observée par Rhoonhuys (13), Bonnet (14), Mor-

---

(1) Arsen. de chirurg., obs. 71.
(2) Append. , obs. 1.
(3) Mém. de la Soc. de Londres.
(4) Rec. périod. , cit., t. iij, p. 46.
(5) Mém. de l'Acad. de Chirurg., t. j , p. 387.
(6) Rec. périod. , cit., t. xij, p. 268.
(7) Traité des maladies des enfans , par Eusèbe de Salle, t. j, p. 132. — 1823.
(8) Obs. de chir.
(9) Loc. cit. , p. 387.
(10) Rec. périod. cit. , t. j , p. 36. — 1796.
(11) *Ibid.* p. 100.
(12) Jour. de la Section de Médecine de la Société Académique ; 2.ᵉ liv., p. 67.
(13) Obs. II, part. II.
(14) Lib. III , sect. II , obs. 34.

gagni (1), Wrisberg de Gottingue (2), Baudeloque (3), Flajani (4), Bonnet, Morand, Petit et par Desault. On en lit encore une observation remarquable dans les *Nouvelles Littéraires d'Allemagne*, an 1703.

6.º Il peut arriver que les matières fécales passent par le vagin ; les faits rapportés par divers auteurs en sont des preuves irréfragables. Consultez : *Mémoires de l'Acad. des Sc. de Paris*, année 1719, Benivenius (5), Mercurialis, Hartmann, Van-Swieten, Morgagni (6), Petit (loc. cit.) Daubenton (7), de Jussieu (8).

7.º Le rectum peut être oblitéré. La plupart des auteurs qui ont écrit sur l'imperforation de cet intestin, ont remarqué cette circonstance fâcheuse. Jessen et Schultz en citent chacun un cas très-curieux.

8.º Enfin, le rectum peut manquer tout-à-fait. Les cas qui constatent cette aberration sont très-nombreux, comme on peut le voir dans plusieurs auteurs. Voyez, entr'autres, Vagnier (9), Méry (10), Littre (11), Ruysch (12), Binning (13), Heister (14), *Éphémer. des Cur. de la Nature*, cent. *IV*, p. 468, Bonnet (15),

---

(1) Lib. III, p. 13.
(2) Mém. de l'Acad. de Paris. — 1755.
(3) Rec. périod. cit., t. ij, p. 103.
(4) Obs. de chir., t. IV, obs. 39.
(5) Obs. méd., chap. 86.
(6) De sed. et caus. morb., lib. III, p. 136.
(7) Descrip. du cabin., t. III, p. 203.
(8) Hist. de l'Acad. des Sc. — 1712.
(9) Comment. littér., an 1695, hebdom. 46, n.º 4.
(10) Mém. de l'Acad. des Sc. — 1700.
(11) *Ibid.* — 1710, p. 36.
(12) Advers. anatom., décad. 11, p. 222.
(13) Obs. méd., centur. II, obs. 81, p. 43.
(14) Instit. de chirur., t. IV, p. 207.
(15) Sepulch. II, parag. IV et XVIII.

Baudelocque (1), Dumas (2), Voisin de Versailles (3), Bravais (4).

Voyons maintenant ce qu'il conviendra de faire, lorsqu'un enfant nouveau-né sera sans anus.

Toutes les fois que l'anus, chez un enfant nouvellement né, sera imperforé, et que, pendant les efforts qu'il fera pour aller à la selle, il se manifestera une saillie au lieu ordinairement occupé par l'anus, il sera indiqué (soit qu'il existe une simple membrane ou continuité des tégumens) de pratiquer une incision longitudinale ou cruciale avec le bistouri, au centre du sphincter anal (mais ce muscle peut ne pas exister, et Petit dit que c'est en vain qu'il a cherché à le découvrir chez plusieurs enfans nés sans anus), afin d'éviter l'issue involontaire des matières fécales, comme Sabatier l'a vu (5) : toutefois, cet inconvénient ne sera pas la suite constante et nécessaire de l'incision de la totalité du sphincter. Au reste, il ne faudra jamais omettre de tenir les bords de la division écartés pendant long-tems, au moyen d'une mèche de charpie enduite de cérat, sans quoi le but qu'on s'était proposé pourrait être manqué (6) ; car, quoi qu'en disent

---

(1) Rec. Périod. cit., t. II, p. 104.

(2) *Ibid.*, t. III, p. 46.

(3) *Ibid.*, t. XXI, p. 343.

(4) Journ. de Lyon, t. I, an 8.

(5) Opérat. de chirur., t. I, p. 431. — 1796.

(6) Fabrice de Hilden [obs. 73, cent. I.] se servait d'une canule de plomb frottée d'onguent de céruse. On pourrait, par analogie, employer une canule en gomme élastique, dont l'introduction et le contact seraient plus doux. On la surmonterait d'un petit pavillon, au moyen duquel on l'assujettirait au dehors. On trouve chez M. Boisteaux, pharmacien à Nantes, des suppositoires en gomme élastique qui rempliraient bien l'indication.

les auteurs, le passage des matières fécales pourrait
bien ne pas s'opposer au recollement des parties. Il
sera donc nécessaire de ne pas perdre de vue le malade jusqu'à sa guérison parfaite. Quelques chirurgiens,
dans l'intention d'obtenir une déperdition de substance en même tems que l'on pratique l'ouverture,
ont conseillé d'employer le fer incandescent; je ne
sache pas que ce moyen ait été mis en usage. Je pense
que l'on doit y renoncer et préférer le bistouri, qui
est plus facile à manier, moins effrayant pour les assis-
tans, et parce que d'ailleurs l'opération serait plus
longue et plus douloureuse, à raison de ce qu'il faudrait
porter le feu à plusieurs reprises, pour obtenir une
perte de substance convenable. Quiconque a employé
le fer rouge a dû s'apercevoir qu'il brûle très-super-
ficiellement. Le trois-quarts me paraît, ainsi qu'à Sabatier, d'un calibre insuffisant, quelque grosseur qu'on
lui donne.

S'il n'y a aucune trace d'anus, et que rien n'indique que le rectum existe, le chirurgien devra-t-il
avec le bistouri, ou le trois-quarts, hasarder une ponction
dans le lieu où il se trouve habituellement? mais
on est exposé à ne pas trouver la voie naturelle,
(comme cela est arrivé à Holtzachus, à H. V. Sanden,
à Kaltschmied , à P. Adriani, cités par Léveillé (1)
et à Baudelocque) et à faire fausse route, ou à intéresser
quelques parties importantes (voyez l'observation de
Bicome); ou enfin à voir par suite se former des
infiltrations inquiétantes. Cependant Underwood cite
un cas de cette nature où il a réussi contre toute
attente. Les observations recueillies par Fabrice de

____

(1) Journ. de Chirur. de Desault, t. IV, page 248.

Hilden , Saviard , Manget et Cervenon , sont également concluantes à cet égard.

Si , pour arriver au rectum , toutes tentatives et tout espoir de succès sont inutiles , suivra-t-on le précepte proposé par Littre en 1720 (1) , et mis à exécution avec avantage par le fameux Desault , par le professeur Dubois , Duret de Brest (2) , Pillor de Rouen , Voisin de Versailles , et par Rouillard de Nantes (3) ; c'est-à-dire , se déterminera-t-on à faire une incision à la partie inférieure et gauche de la paroi antérieure de l'abdomen , pour pénétrer dans la fosse iliaque de ce côté , en retirer l'S du colon , le couper et fixer les deux bouts de l'intestin vers la plaie , afin d'établir un anus artificiel ? Comme les faits ont démontré que le gros intestin peut manquer , le chirur-gien ne saurait donc y regarder de trop près. Toutefois l'intumescence de la région iliaque gauche , effet de l'accumulation du méconium dans le colon , et la teinte verdâtre de la peau vers ce lieu (comme dans le cas cité par Bicome) , pourront le déterminer à agir avec sécurité. Il ne devra pas oublier lorsqu'il aura ouvert l'intestin , et comme l'indique le professeur Dubois, de porter le doigt dans la partie inférieure de l'anse , pour s'assurer du lieu où se termine le rectum , et rétablir la voie naturelle, si la situation le permet.

Le fait rapporté par Voisin de Versailles , prouve qu'on n'est pas toujours certain de rencontrer l'intestin

---

(1) Mém. de l'Acad. des Sciences.

(2) Le malade de Duret est peut-être le seul qui ait vécu long-tems après l'opération. Un négociant distingué de cette ville m'a dit l'avoir vu à Brest : il était alors âgé de quatre ans.

(3) Jour. de la Sect. de Médec. de la Soc. Acad. , 1.re liv. , p. 28.

colon, et que l'on peut y suppléer en ouvrant la portion d'intestin grêle qui se présente dans la plaie.

Voici comment s'exprime M. Martin, le jeune, relativement aux avantages allégués par un membre de la Société de Médecine de Lyon, en faveur de l'ouverture du cœcum, dans le cas d'absence du rectum : avantages fondés principalement sur la plus grande fixité du premier gros intestin. « Nous observerons 1.º que la coaptation de l'ouverture de l'intestin à celle de l'abdomen, devenant une condition nécessaire à la réussite de l'opération, cette fixité serait un obstacle et non un avantage ; car, si le cœcum rempli par les matières fécales et distendus par l'air, est près des parois abdominales, lorsqu'il est vide il tend à s'en éloigner. 2.º Qu'on a moins à craindre le renversement de la membrane interne qui, cependant, peut avoir lieu. 3.º Qu'on n'aurait alors qu'une seule ouverture intestinale à cause de la disposition favorable du cœcum, l'ouverture étant faite dans son cul-de-sac ; et c'est l'avantage le plus réel, attendu qu'il n'est pas à présumer que les matières fécales sous l'impression du mouvement péristaltique remonteront contre leur propre poids dans la portion ascendante du colon, ce qui arrive dans l'état naturel (1). » Remarquons, toutefois, que plus l'anus artificiel sera établi haut et plus on exposera l'enfant à périr par défaut de nutrition, en condamnant à la nullité une longue partie du tube intestinal.

Dans le cas où le procédé de Littre ne serait pas praticable ou n'aurait pas réussi, ira-t-on, selon le précepte de Callisen, de Copenhague, pratiquer une incision sur la région lombaire pour arriver à la portion

---

(1) Rec. des Act. de la Soc. de Santé de Lyon, 1798, p. 180.

descendante ou lombaire gauche du colon? Tout en louant ce projet, à cause de son but, Sabatier « pense que les difficultés que présente son exécution, ne sont point compensées par le faible avantage qui pourrait en résulter »; et, d'ailleurs, la situation profonde de cet intestin, sa fixité douteuse à la partie postérieure de la cavité abdominale, l'épaisseur des parties charnues qu'il faudrait traverser, sont des motifs, plus que suffisans, pour renoncer à cette opération hardie, pour ne pas dire téméraire. N'allons pas au-delà du possible et ne compromettons ni l'art, ni les malades. *In omnibus respice finem.* Bien plus, dit Richerand (1), l'anus artificiel placé dans cet endroit serait plus incommode par la difficulté d'y adapter des boîtes et autres appareils dont on peut garnir le malade.

Lorsque l'anus n'aura point toutes les dimensions qu'il doit avoir, il s'agira de dilater l'ouverture trop étroite au moyen d'une tente, ou de l'agrandir avec l'instrument tranchant, si la tente, dont on augmente successivement le volume, ne remplit pas les vues du chirurgien. Quand on rencontrera des concrétions charnues à la marge de l'anus, qui obstrueront le passage, il faudra en faire l'excision au moyen du bistouri ou des ciseaux.

Quand l'anus sera conformé comme dans l'état naturel et qu'il existera un cul-de-sac qui s'opposera à la sortie du méconium, il faudra, si l'obstacle est peu élevé inciser la membrane obturatrice de derrière en devant, avec un bistouri qui sera dirigé à l'aide d'un doigt préalablement introduit dans l'anus. Le chirurgien aura le soin avant de rien entreprendre de vider la vessie en passant la

____

(1) Nosog. et Thérap. chirurgic., t. III, p. 424, 1821.

sonde. Si le doigt ne peut arriver jusqu'au cul-de-sac, on se servira d'un trois-quarts dont la canule offrira une gouttière propre à conduire le bistouri. L'intestin étant distendu par le méconium, il pourra se faire que, lorsque cette matière sera évacuée, la partie incisée ne réponde plus à la continuité du canal et donne lieu à des in-filtrations mortelles dans le bassin, comme cela est arrivé à des enfans opérés par Engerran et Sabatier. Cette opération en apparence si simple, dit avec raison Gardien, (1) n'est pas toujours sans inconvénient pour ses suites.

Dans le cas où le rectum s'ouvrirait dans la vessie, ce dont on sera prévenu lorsque le méconium sortira avec les urines par le canal de l'urèthre, M. Martin, le jeune, de Lyon, pense qu'au lieu d'établir un anus artificiel comme le recommande Dumas, il vaudrait mieux pratiquer une incision au périnée qui pénétrerait dans la vessie en intéressant son col et une très-petite partie du canal de l'urèthre. Il conseille, après cette opération, de tenir l'ouverture dilatée par le moyen d'une canule qui aurait l'avantage de procurer une évacuation libre et suffisante aux matières alvines et urinaires mêlées.

Chambon a conseillé, quand il existera une ouverture qui communiquera du rectum au vagin, 1.º de fermer le vagin par une tente, pour forcer les excrémens à s'écouler par le rectum; 2.º de dilater l'anus pour que les excrémens trouvent une issue plus facile par cette voie que par celle du vagin. Si l'anus manque, il conseille encore de le rétablir; et, à cet effet, propose de couper les tégumens sur l'extrémité d'une sonde courbe qu'on introduirait du vagin dans le rectum, et qu'on dirigerait vers le point ou l'anus devrait aboutir naturellement.

---

(1) Traité compl. d'accouch., etc., t. 3, p. 176. 1816.

D'après tout ce qui précède, on s'aperçoit facile-
ment que l'imperforation de l'anus chez un enfant nouveau-né, est une maladie accompagnée de beaucoup de
danger, et que, dans bien des cas, la nature viendra
déconcerter les chirurgiens même les plus habiles et les
plus sagaces, et les rendre timides et incertains sur le
parti qu'ils devront prendre, parce qu'il sera souvent
impossible de savoir précisément en quoi consiste le
vice de conformation.

Difficilis morborum cognitio, difficilior sœpè curatio.

Traduct. D'HIPPOCRATE.

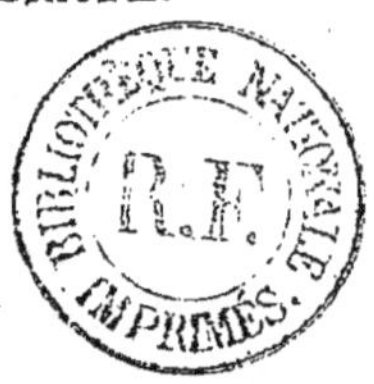

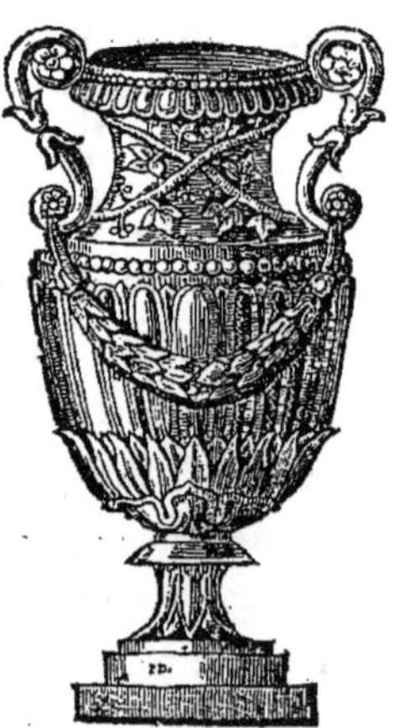

www.ingramcontent.com/pod-product-compliance
Lightning Source LLC
LaVergne TN
LVHW021737030726
842523LV00004B/1476